QUELQUES CONSEILS

D'HYGIÈNE

AUX JEUNES APPRENTIS

DANS LES ATELIERS

PAR

M. le Docteur J.-F. MAGNIN

MÉDECIN DE LA SOCIÉTÉ DE SECOURS MUTUELS
DE L'IMPRIMERIE ET DE LA LIBRAIRIE CENTRALES DES CHEMINS DE FER
DE MM. A. CHAIX ET Cⁱᵉ

PARIS

IMPRIMERIE CENTRALE DES CHEMINS DE FER

A. CHAIX ET Cⁱᵉ

RUE BERGÈRE, 20, PRÈS DU BOULEVARD MONTMARTRE

1875

QUELQUES CONSEILS

D'HYGIÈNE

AUX JEUNES APPRENTIS

DANS LES ATELIERS (1)

Messieurs,

L'année dernière, à pareille époque, une voix éloquente vous retraçait, dans un beau langage que nous avons tous vivement applaudi, les réformes économiques importantes réalisées par M. Chaix dans sa Maison : je veux parler de la répartition des bénéfices entre tous les ouvriers et employés, et de l'organisation de l'École des jeunes apprentis.

Au nombre des utiles institutions fondées en faveur de cette École, on doit certainement compter le service médical, qui fonctionne depuis deux ans et qui a déjà rendu, croyons-nous, de grands services. Grâce à une parfaite installation des salles de travail, aux mesures hygiéniques qui ont été prises, aux inspections mensuelles, à la distribution journalière et gratuite de toniques sous toutes les formes, vous avez, Messieurs, constaté, comme moi, les résultats heureux obtenus dans la santé du plus grand nombre.

Depuis bien des années, j'ai pu, comme médecin de votre Société, apprécier la nature de vos travaux, l'influence qu'ils doivent exercer sur la santé, et les maladies qui paraissent plus

---

(1) Conseils donnés aux apprentis de l'École professionnelle de l'Imprimerie centrale des chemins de fer de MM. A. Chaix et Cⁱᵉ, 20, rue Bergère, à l'occasion de la distribution des prix du 12 septembre 1875.

particulièrement tenir à votre profession. Or, connaissant les causes, il nous sera plus facile de faire disparaître les effets, et c'est là justement un des buts de l'hygiène, dont je veux vous entretenir aujourd'hui.

L'hygiène, vous le savez, est cette partie de la médecine qui s'occupe des moyens de conserver et d'améliorer la santé. Plusieurs leçons suffiraient à peine pour vous exposer les préceptes de cette science, dont les anciens faisaient un si grand cas, et je n'ai que quelques instants à y consacrer aujourd'hui. Force m'est donc de faire un choix et de résumer en quelques lignes les conseils qui m'ont paru devoir vous être le plus utiles ; et, pour ne pas fatiguer votre attention, je me bornerai à vous parler de vos vêtements, des soins de propreté en général et du genre d'alimentation que vous devriez préférer. Enfin, je vous dirai quelques mots de certaines habitudes funestes que je désirerais vous voir éviter.

VÊTEMENTS.

Je serai court sur ce chapitre, car il s'adresserait bien plutôt à vos parents, chargés de vous vêtir. Mais j'ai souvent observé que les rhumes et d'autres maladies proviennent soit d'un mauvais choix des matières qui servent à la confection des vêtements, soit d'autres circonstances que je vais vous faire connaître.

Détails infimes, diront quelques-uns, et pourtant bien dignes de fixer votre attention.

Nos vêtements, en général, sont faits de laine, de coton, de chanvre ou de lin ; le calicot, plus chaud que la toile, absorbe plus facilement la transpiration et expose moins aux refroidissements. Sous ce dernier rapport, la laine est encore préférable à la toile et au coton.

Je dirai, en passant, que les vêtements ne doivent être ni trop larges ni trop serrés ; que vous ne devez jamais les laisser sécher sur vous, au moins quand vous le pouvez, et que vous ne devez jamais endosser les vêtements de vos camarades. Vous ne devez jamais, à plus forte raison, acheter des vêtements chez le fripier (s'ils ne sont susceptibles d'être lessivés), dans la crainte de maladies contagieuses (teigne, gale). Il faut changer de linge au moins une fois par semaine et ne jamais conserver pendant la nuit le linge du jour. Pour ceux qui transpirent facilement, la camisole de laine et le gilet de flanelle sont le meilleur préservatif du refroidissement. Ne faites point usage du bonnet de coton la nuit ; le serre-tête en toile est bien préférable ; il serait mieux de s'en passer.

Bon nombre d'entre vous portent des ceintures : excellentes pour fournir aux muscles des reins un point d'appui solide, elles sont très-propres à doubler leurs forces ; mais elles offrent l'inconvénient, chez les sujets prédisposés, de favoriser le développement des hernies. C'est assez vous dire qu'il ne faut pas en prendre l'habitude, à moins d'y être forcé par des douleurs lombaires ou des travaux pénibles. Appliquez aux chaussures et aux bas les généralités que je vous ai dites à l'endroit du vêtement en général. Il faut en changer le plus souvent qu'il vous sera possible.

Je voudrais que vous fissiez tous usage du caleçon ; car dans les ateliers, le pantalon s'imprègne bien vite de poussière et salit la peau. De là des éruptions cutanées très-fréquentes.

Je suis ainsi naturellement amené à vous parler des soins de propreté. La propreté du corps est une des conditions les plus indispensables pour l'entretien de la santé. Vous le comprendrez mieux en connaissant les fonctions de la peau.

La peau sert d'enveloppe et de protection à des organes délicats. Par sa sensibilité, elle nous avertit du chaud et du froid, et enfin elle agit comme instrument d'épuration de l'économie. Percée d'une multitude de petites ouvertures, elle laisse transsuder du dedans au dehors un fluide particulier, gras, onctueux, destiné à lubrifier sa surface et à entretenir sa souplesse ; elle rejette d'autres humeurs plus ténues, et enfin absorbe l'air, les gaz et les liquides mis en contact avec elle.

Vous voyez donc que le défaut de soins et la malpropreté, en favorisant la formation, sur la peau, d'un enduit plus ou moins épais qui en obstrue les pores et les irrite, fait naître ces maladies cutanées si communes dans cette saison. Vous pouvez les éviter en assurant le fonctionnement de la peau par des lotions journalières ou les bains entiers.

Lotions. — Une éponge imbibée d'eau, et promenée fortement chaque jour sur toute la surface du corps, y entretient un état de propreté modèle.

Bains. — Le bain tiède nettoie la peau, délasse le corps de ses fatigues et rafraîchit le sang échauffé par le travail. La durée du bain doit être de 35 à 40 minutes.

Les bains de rivière et l'exercice de la natation, excellents à votre âge, augmentent la souplesse des articulations, la force des muscles, réveillent l'activité de la peau et la fortifient en diminuant l'impressionnabilité, c'est-à-dire l'aptitude à souffrir des variations de température. La durée des bains froids doit être courte (10 à 12 minutes), et on ne les doit prendre que 3 heures au moins après les repas.

Un conseil relativement aux cheveux : ils doivent être coupés fréquemment ; vous devez faire un usage journalier de la brosse et du peigne, joints, de temps à autre, à quelques lotions d'eau tiède légèrement savonneuse.

ALIMENTS.

Les aliments, servant au renouvellement du sang et à la réparation des forces, réclament une attention toute spéciale.

Il y aurait beaucoup à vous dire sur ce chapitre. Je vais tâcher de condenser en quelques conseils les choses les plus importantes.

Et d'abord, n'oubliez jamais de vous laver les mains et la bouche avant de prendre vos repas.

Votre âge demande une alimentation substantielle et de facile digestion tout à la fois. Donnez la préférence aux viandes rôties ou grillées (je veux surtout parler des viandes de boucherie) ; poissons frais, œufs frais, légumes verts et surtout le cresson et, comme auxiliaires, le fromage et les fruits bien mûrs ou cuits. Vous ne devez faire qu'un usage très-modéré de porc frais et de viandes de charcuterie en général.

Il est une règle fondamentale dans l'hygiène des aliments : les matières alimentaires se complètent l'une par l'autre ; d'où la nécessité pour vous d'avoir toujours une petite quantité de viande à chaque repas. Le pain bien cuit et de la veille est de beaucoup préférable au pain frais du jour.

La durée de vos repas devrait être de 25 à 30 minutes, ce qui vous obligerait à manger lentement, et c'est encore là une chose essentielle. Vous devez mâcher longtemps, l'estomac ne digérant bien que les aliments suffisamment broyés, triturés par les dents, et imprégnés par la salive. Vous éviterez ainsi les mauvaises digestions et les embarras gastriques si fréquents parmi vous.

Le vin étendu d'eau est, sans contredit, la boisson la plus avantageuse et la plus réconfortante; mais n'oubliez pas que le vin pur, à votre âge, est un excitant trop énergique et qu'après une excitation factice et passagère, il use rapidement le système nerveux. Au contraire, le vin, convenablement mêlé d'eau, devient un digestif et un tonique puissant.

Une boisson que je vous recommande journellement est l'infusion de houblon, soit pour remplacer l'eau dans le vin, soit comme boisson ordinaire hors des repas. A ce dernier titre et pendant la chaleur, vous pouvez encore faire usage du café étendu d'eau.

De l'usage à l'abus, la transition est facile, et j'arrive à vous parler de certaines habitudes que je voudrais vous voir éviter : celles des boissons ou liqueurs alcooliques et du tabac.

ABUS DES BOISSONS ET DES LIQUEURS ALCOOLIQUES.

Pourquoi, me direz-vous peut-être, vous entretenir de choses auxquelles vous ne songez même pas, et ne vaudrait-il pas mieux les passer sous silence? Cela serait vrai si vous ne deviez grandir et vous trouver plus tard journellement les témoins des vices qu'elles entraînent à leur suite. Or, n'est-il pas toujours utile de connaître à l'avance les dangers qui peuvent se trouver sur la route pour les éviter? J'ajouterai enfin qu'il y a dans l'ordre moral, comme dans l'ordre physique, une sorte d'attraction, de contagion funeste qui vous entraînent fatalement dans la mauvaise voie, si vous n'êtes prévenus à temps du danger que vous allez courir.

Je vous ai déjà dit que le vin, étendu d'eau, devrait être le complément de votre alimentation. Pris avec modération, il accélère la digestion, il nourrit, il fortifie et devient un excitant indispensable aux faibles, aux jeunes gens étiolés par l'air des villes et des ateliers. Mais, pour obtenir du vin cet effet, il faut le prendre au moment des repas. Pris hors des repas, il suscite une énergie passagère, sans profit pour la nutrition, et la répétition journalière de cette excitation finit par fatiguer et anéantir la sensibilité de l'estomac. Ceux qui ont contracté cette mauvaise habitude mangent moins que leurs camarades, et souvent maigrissent. Plus tard, ils sont sujets aux aigreurs, aux glaires vulgairement appelées pituites, et finalement aux diverses formes des maladies ·d'estomac. Je voudrais donc vous voir proscrire l'usage du vin pur aux repas, et surtout hors des repas. Car c'est cet usage immodéré du vin qui conduit d'abord insensiblement à de petites doses et finalement à l'abus des boissons alcooliques, telles que l'eau-de-vie, le cognac, le rhum, l'absinthe, le kirsch, etc. Toutes ces liqueurs n'ont aucun des avantages du vin. Ceux qui s'en servent sont amenés à en élever la dose de jour en jour, parce que la paresse de l'estomac, consécutive à l'excitation du moment, les y force, en devenant de plus en plus grande.

Je ne sais rien de plus pernicieux que l'usage du petit verre de cognac ou autre liqueur pris le matin à jeun et sans aucun aliment solide dans l'estomac. Quand les alcooliques sont devenus un besoin journalier, ils engendrent presque nécessairement les plus graves maladies, depuis le simple embarras gastrique jusqu'aux dégénérescences cancéreuses de l'estomac, les affections cérébrales, l'hydropisie, etc... Je ne veux point vous faire un tableau de l'ivresse et de ses terribles conséquences...

Après la dégradation physique survient la dégradation morale (qui la précède quelquefois), la perte de la mémoire et l'affaiblissement graduel des facultés intellectuelles, la folie même.

Ce n'est pas une peinture de fantaisie que je viens de tracer à vos yeux, mais ce qu'il m'a été donné d'observer un grand nombre de fois.

TABAC.

Messieurs, j'ai encore à vous entretenir de l'usage du tabac à fumer, et je croirai vous avoir rendu un véritable service si je parviens à vous convaincre des dangers de toute sorte que peut entraîner pour votre santé cette pernicieuse habitude.

Je regrette profondément de voir se répandre l'usage du tabac; mais je regrette surtout de voir chaque jour des jeunes gens et même des enfants de dix ans avec une cigarette, un cigare ou la pipe à la bouche. Car si le tabac peut entraîner pour les adultes des conséquences graves, ces résultats, ces conséquences seront bien plus funestes chez les adolescents. Que si plus tard vous ne devez pas résister à l'entraînement général, laissez au moins votre corps prendre son entier développement et toutes les fonctions organiques s'accomplir d'une façon pleine et parfaite avant d'en essayer l'usage.

Quels sont les premiers effets du tabac chez le fumeur? C'est d'abord l'absorption, par la muqueuse de la bouche et les voies respiratoires, de substances pernicieuses, telles que l'acide carbonique, l'ammoniaque, la nicotine, etc. Je veux bien admettre que pendant un certain temps ces effets soient transitoires; mais à la longue l'usage du tabac amène l'irritation de toutes ces muqueuses et donne une mauvaise odeur à l'haleine. Au début il provoque des maux de tête, des nausées et plus tard tous les symptômes de l'embarras gastrique. A ces accidents succèdent des troubles du côté de la vision, un tremblement dans les membres et finalement une sorte d'engourdissement et d'affaiblissement de l'action nerveuse, la perte de là mémoire et des facultés intellectuelles, enfin une aptitude moindre à toute espèce de travail. Un homme fort peut, à la rigueur, triompher de ces accidents par le fait de l'habitude; mais, à votre âge, il n'est pas possible que le tabac n'exerce sur votre organisme un effet désastreux, définitif, et dont il ne se relèvera jamais. On grandit, mais avec des muscles moins forts et moins prononcés, un teint blafard ou livide, le sang plus ou moins appauvri, enfin une sorte de débilité générale que vous savez si bien reconnaître et désigner par l'épithète de *crevé*. Pour mieux me faire comprendre, supposons vingt d'entre vous âgés de quatorze ans, jouissant de la même santé, mangeant à la même table et exposés aux mêmes conditions hygiéniques jusqu'à l'âge de vingt ans; dix seulement auront contracté l'habitude de fumer. Eh bien! je soutiens que ces dix derniers seront de beaucoup inférieurs aux dix autres, non-seulement comme force et développement musculaire, mais surtout sous le rapport de l'aptitude au travail et des facultés intellectuelles.

Qu'adviendra-t-il donc si à ce défaut ils joignent celui des boissons alcooliques ? Car il faut que vous le sachiez, Messieurs, l'abus des boissons est presque toujours l'auxiliaire de l'abus du tabac ; la stimulation journalière de la bouche finit par la rendre insensible à l'excitation des aliments, provoque la soif et de préférence celle des boissons fortes. Le fumeur ne se désaltère pas avec de l'eau pure, et c'est ainsi que cette habitude, innocente en apparence, peut conduire à un autre abus non moins funeste dont je vous parlais tout à l'heure.

Il est bien sans doute de guérir, mais il est encore mieux de prévenir, et tel est le but que je me suis proposé en vous traçant à grands traits le tableau de ces deux plaies de notre époque, l'abus du tabac et des boissons alcooliques. Mais je tenais surtout à vous mettre en garde contre l'abus des boissons alcooliques, que je considère comme une des causes de la dégénérescence de notre espèce.